DR. MED. MARIANNE KOCH
WERNER BUCHBERGER

Arthrose

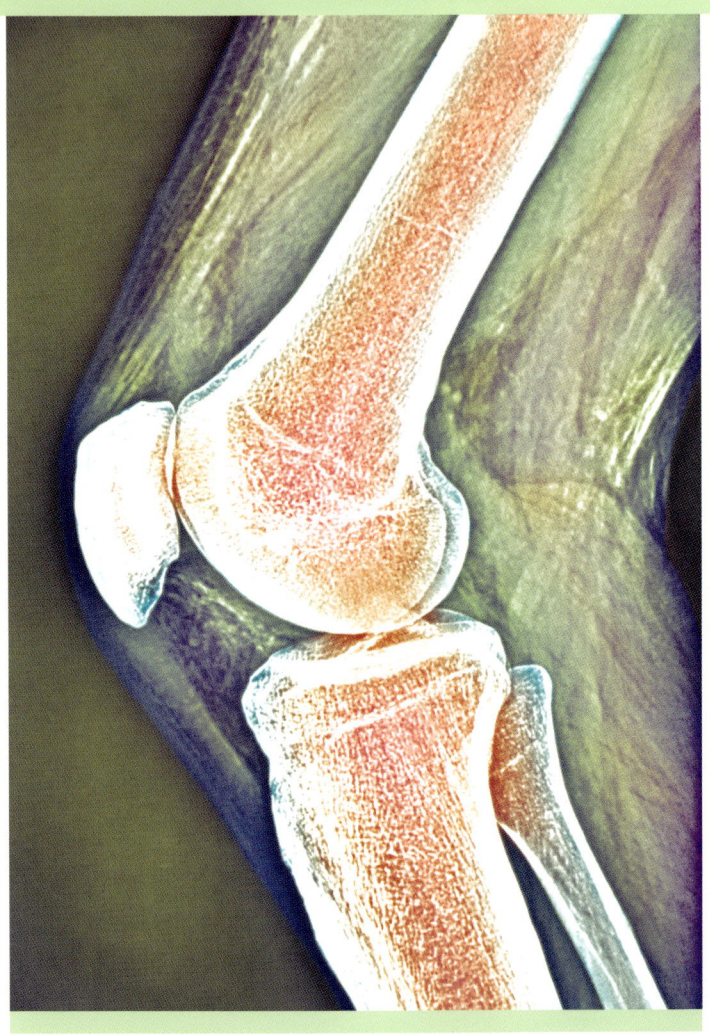

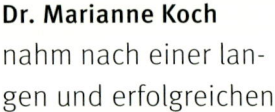

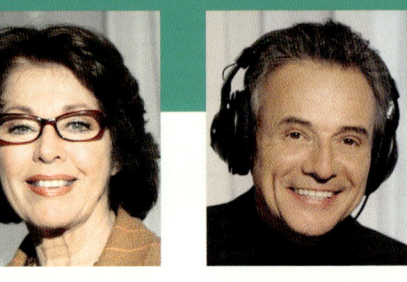

Dr. Marianne Koch
nahm nach einer langen und erfolgreichen

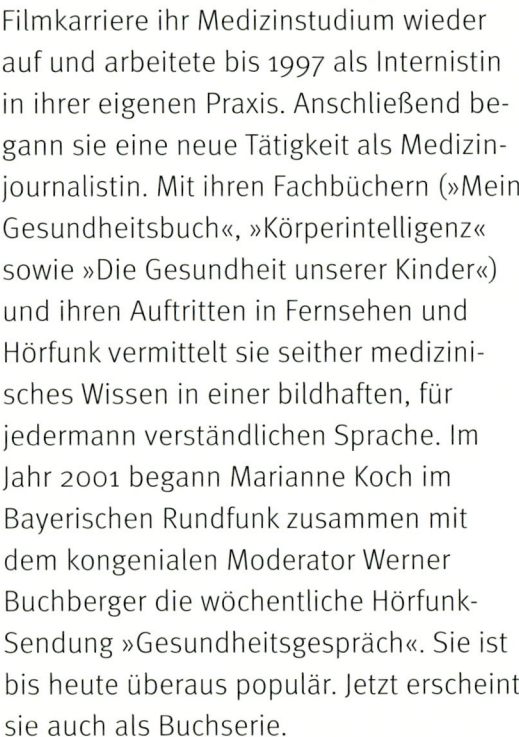

Filmkarriere ihr Medizinstudium wieder auf und arbeitete bis 1997 als Internistin in ihrer eigenen Praxis. Anschließend begann sie eine neue Tätigkeit als Medizinjournalistin. Mit ihren Fachbüchern (»Mein Gesundheitsbuch«, »Körperintelligenz« sowie »Die Gesundheit unserer Kinder«) und ihren Auftritten in Fernsehen und Hörfunk vermittelt sie seither medizinisches Wissen in einer bildhaften, für jedermann verständlichen Sprache. Im Jahr 2001 begann Marianne Koch im Bayerischen Rundfunk zusammen mit dem kongenialen Moderator Werner Buchberger die wöchentliche Hörfunk-Sendung »Gesundheitsgespräch«. Sie ist bis heute überaus populär. Jetzt erscheint sie auch als Buchserie.

Werner Buchberger arbeitet seit 28 Jahren für den Bayerischen Rundfunk und ist Leiter des Gesundheitsressorts. Als Moderator und Redakteur hat er mit Frau Dr. Koch die wöchentliche Hörfunksendung »Gesundheitsgespräch« entwickelt, die seit acht Jahren sehr erfolgreich auf Bayern 2 läuft. Sein Anliegen besteht darin, den Menschen eine Orientierungshilfe im Informationsdschungel der modernen Medizin zu bieten. Diesen Ansatz sieht er im »Gesundheitsgespräch« verwirklicht.

Gelenke sind wahrhaft Kunstwerke der Natur. Eine **spiegelglatte Knorpelschicht** überzieht die Knochen, sodass sie bei jeder Bewegung reibungsfrei aneinander vorbeigleiten – jahrzehntelang. Leider sind diese **Wunderwerke anfällig:** Durch Alterungsvorgänge, Verletzungen und falsche Belastung nützen sich die Knorpelflächen ab, *es »knirscht« im Gelenk.* Fortan leidet der Mensch unter einer schmerzhaften Arthrose.

Lesen Sie, was Sie tun können, um Ihre Gelenke gesund zu erhalten und wie die moderne Medizin Arthrose behandeln kann.

Dr. med. Marianne Koch, Werner Buchberger

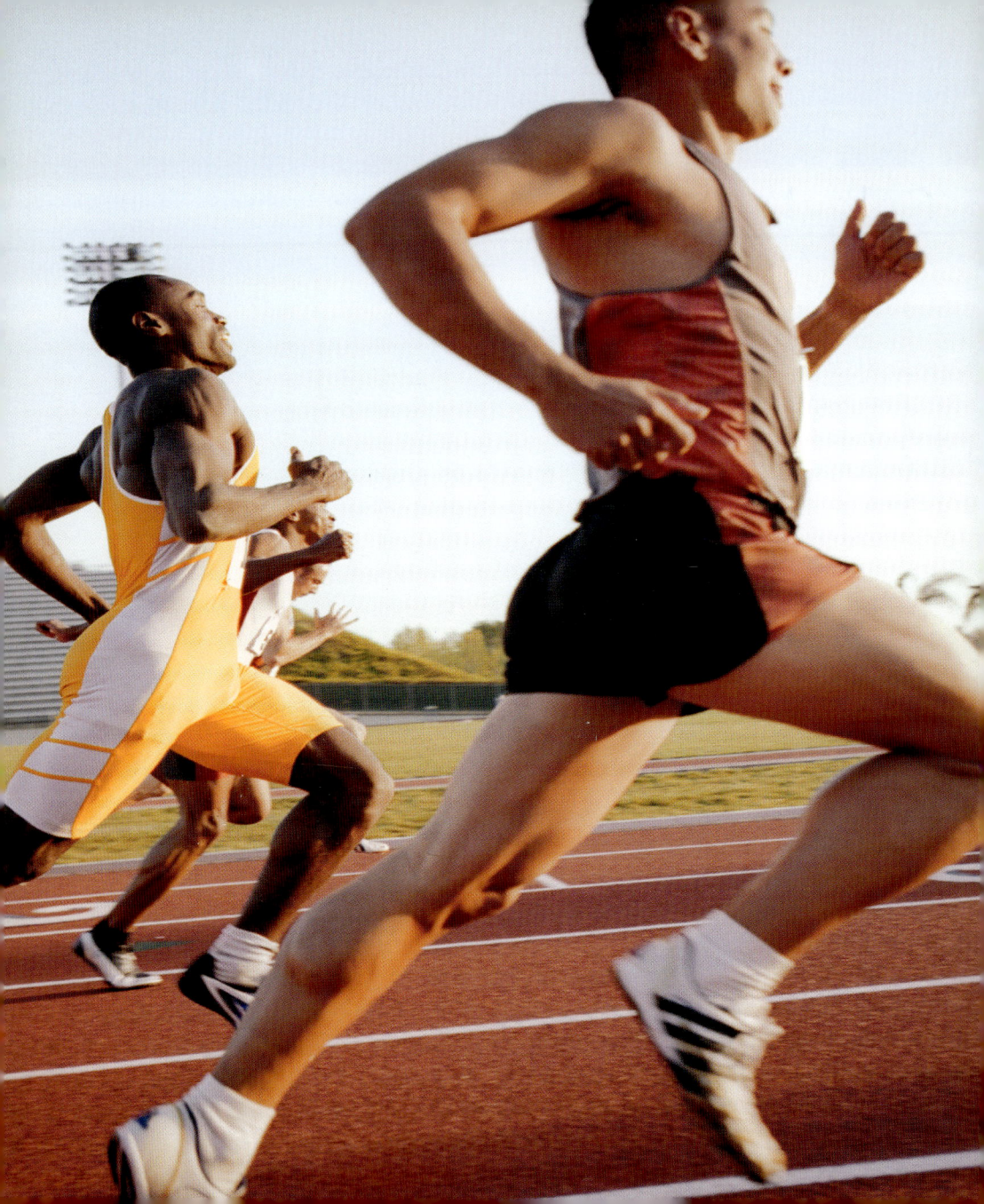

Gelenke, Wunder der Natur

Unser Thema im Gesundheitsgespräch:

Die Gelenke – wie erhalten wir sie gesund?

Werner Buchberger: Mit den Gelenken ist es ein wenig so wie mit anderen Dingen des Lebens: Wenn sie perfekt funktionieren, nimmt man sie gar nicht wahr. Aber wehe, ein Gelenk ist geschädigt oder schmerzt bei jeder Bewegung – dann ist es vorbei mit der guten Lebensqualität. Denn so lange sie funktionieren, sind die Gelenke wahre Wunderwerke der Natur.

Dr. Marianne Koch: Es sind tatsächlich Wunderwerke. Ein Gelenk ist die Verbindung zweier oder mehrerer Knochen, die verschiedene Positionen zueinander einnehmen können. Sie sind an der Berührungsstelle mit einer spiegelglatten Oberfläche aus Knorpel »beschichtet«. Diese ist zusätzlich mit einer glänzenden Haut, der Synovia, versehen, deren Zellen eine Flüssigkeit erzeugen, die als »Schmiere« oder »Öl« zwischen den Gelenkflächen wirkt. Diese Flüssigkeit und der elastische Knorpel federn den gewaltigen Druck ab, der auf vielen Gelenken lastet. Man denke nur an Wirbelsäule, Hüften oder Knie.

Unsere Gelenke halten viel aus. Voraussetzung: Die Muskulatur ist gut trainiert.

Oder an die Kräfte, die zum Beispiel bei einem Leistungs-
sportler auf ein solches Gelenk einwirken. Richtig. Jedes
Gelenk wird von einer straffen Kapsel umschlossen und von
Bändern aus Bindegewebe und den Muskeln gehalten.
Gerade eine gut trainierte Muskulatur ist wichtig, damit sich
das Gelenk nicht so leicht abnützt.

Mit zunehmender Lebenserwartung müssen unsere Gelenke
ja auch immer länger halten. Haben wir überhaupt Möglichkeiten, die Gesundheit unserer Gelenke zu unterstützen?
Ja, durchaus. Übergewicht bedeutet eine große Belastung,
weil die Kräfte, die auf das Gelenk einwirken, in diesem Fall
viel stärker sind. Man sollte also versuchen, ein Leben lang
so in etwa Normalgewicht beizubehalten. Auch die Stärke der
Muskulatur spielt eine große Rolle, denn sie schützt die Gelenke. Wichtig ist es, Schäden, die durch kleine oder größere
Unfälle ausgelöst werden, beispielsweise eine Bänderdehnung
oder womöglich ein Knochenbruch, gründlich auszuheilen.
Sonst kann daraus eine Fehlstellung des Gelenks entstehen.
Vor allem aber sollten als beste Vorbeugung gegen spätere
Probleme alle Gelenke regelmäßig bewegt werden.

Leben heißt Bewegung – ein bekannter Spruch. Meinen Sie,
dass viele Probleme des Bewegungsapparats, also auch die
degenerativen Veränderungen der Gelenke, von unserer
weitgehend sitzenden Lebensweise verursacht werden?

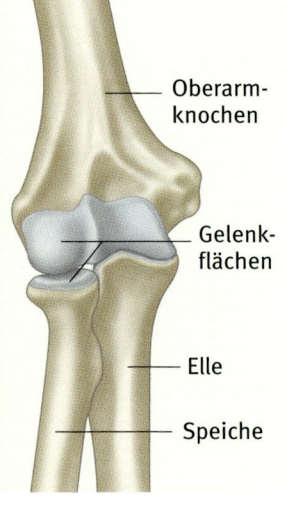

Der Ellbogen: ein typi-
sches Scharniergelenk.

Oberarm-
knochen

Gelenk-
flächen

Elle

Speiche

Ja. Darüber sind sich alle Experten einig. Es geht dabei nicht
nur um die Muskulatur, die verkümmert, wenn man sie nicht
trainiert. Es geht auch um die Gelenke selbst. Die empfindliche
Knorpelschicht ist nämlich nicht durchblutet und bekommt
ihre Nährstoffe nur aus der Gelenkflüssigkeit. Bei jeder Bewegung erfolgt durch Druck und Entlastung ein Aus- und
wieder Einströmen kleinster Mengen Flüssigkeit in den Knorpel – fast wie bei einem Schwamm. Wenn wir uns nicht bewegen, kann sich der Knorpel nicht ernähren und regenerieren.
Um diese Knorpelschicht geht es in erster Linie, wenn wir
von Gelenkschäden, vor allem von der Arthrose sprechen.

WISSEN: Halten uns in Bewegung: Die Gelenke

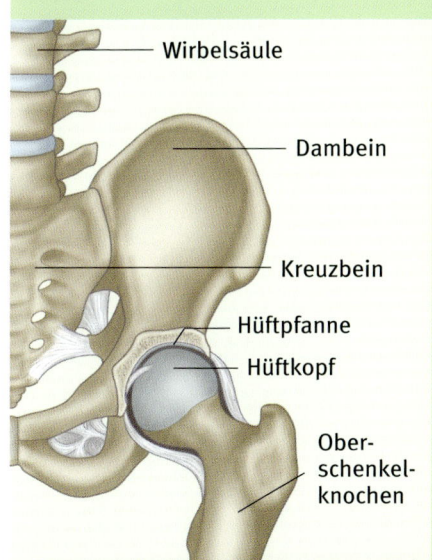

Wirbelsäule

Dambein

Kreuzbein

Hüftpfanne

Hüftkopf

Ober-
schenkel-
knochen

In unserem Körper gibt es viele Gelenk-
arten: Vom Scharnier (Ellenbogen; Bild
Seite 8) bis zum Kugelgelenk (Schulter
und Hüfte, Bild links) sind alle Varian-
ten vorhanden. Manchmal liegen in
den Gelenkhöhlen kleine »Knorpel-
kissen« – am bekanntesten sind die
halbmondförmigen Meniskus-Körper
im Kniegelenk –, die Belastungen aus-
gleichen und abfedern.

Arthrose –
der lange Weg zur Diagnose

Vielleicht sollten Sie uns kurz den Unterschied zwischen »Arthrose« und »Arthritis« erklären. Und was versteht man eigentlich unter »Rheuma«? »Rheuma« ist ein ganz allgemeiner Begriff. Der Volksmund bezeichnet damit alle möglichen Schmerzen im Bewegungsapparat. Von »Arthritis« sprechen die Ärzte, wenn ein oder mehrere Gelenke entzündet sind, zum Beispiel bei der Autoimmunkrankheit Chronische Polyarthritis, dem »Gelenkrheuma«, oder bei einem von Gicht befallenen Gelenk. Mit »Arthrose« hingegen sind alle degenerativen Abnutzungserscheinungen gemeint. Es kann allerdings vorkommen, dass sich auch ein abgenütztes Gelenk vorübergehend entzündet, nämlich dann, wenn es durch Zerstörungen im Inneren des Gelenks zu Reizungen und Flüssigkeitsansammlungen kommt. Deshalb sprechen die Ärzte im englischen Sprachraum auch von »Osteoarthritis«.

Wobei wir wieder bei unserem Thema sind. Die Schwierigkeiten mit den Gelenken beginnen da, wo das perfekte Ineinanderpassen, das sanfte Gleiten der Knorpelflächen gestört

»Arthrose« bedeutet Abnutzungserscheinungen an den Gelenken.

ist. Wenn die Gelenkflächen aber nicht mehr präzise aufeinander stehen, gibt es Schäden am Knorpel. Es bilden sich Risse, die Fläche wird rau, die Knorpelschicht immer dünner. Das Gelenk verformt sich, es »knirscht« bei jeder Bewegung, und zum Schluss reibt Knochen auf Knochen: Das Gelenk ist zerstört – und tut scheußlich weh.

Das große Problem besteht darin, dass sich der Knorpel im Gegensatz zu fast allen anderen Gewebearten im Körper nicht erneuern kann. Das ist allenfalls bei ganz jungen Menschen möglich. Das heißt, eine Arthrose kann nicht »heilen«. Besonders betroffen sind natürlich die Gelenke, auf denen die größte Last ruht. Also Kniegelenke, Hüfte und die Wirbelsäule. Aber auch das Sprunggelenk, die Verbindung zwischen Bein und Fuß, und, vor allem bei Sportlern, die Schulter.

WISSEN: Arthrose – was steckt dahinter?

Arthrosen können durch verschiedene Probleme ausgelöst werden. Mögliche Ursachen sind angeborene Fehlstellungen (etwa eine Hüftdysplasie), Abnutzung oder das »Ausleiern« des Halteapparats, also der Bänder und Sehnen. Aber auch Unfälle, Stoffwechselstörungen und entzündliche Veränderungen können am Anfang einer Arthrose stehen.

Lassen Sie uns das an einem Beispiel darlegen. Frau B., Sie sind 72 Jahre alt und haben Schwierigkeiten beim Gehen?

☎ *Es geht bei mir um die Knie. Ich habe auf beiden Seiten eine starke Kniearthrose; am rechten Bein schlimmer als am linken. Als Jugendliche habe ich mir das Schien- und Waden-bein gebrochen, und seither ist das meine schwache Stelle. Zwischenzeitlich sind ein Sehnenriss und eine Meniskusope-ration dazugekommen. Ich war bereits bei vielen Orthopäden und erst letzte Woche habe ich noch einmal eine Röntgenauf-nahme machen lassen. Offenbar sieht das alles nicht gut aus.*

Wobei man gleich sagen muss, dass Röntgenaufnahmen und tatsächliche Beschwerden oft nicht zusammenpassen. Das gilt übrigens auch für die Wirbelsäule. Manche Patienten mit starken Beschwerden haben tadellose Röntgenaufnahmen, bei anderen sehen die Bilder ziemlich schlimm aus und sie spüren kaum etwas. Was ich sagen will: Man sollte keine Röntgenbilder behan-deln, sondern Menschen. Bei Ihnen scheint aber eine Übereinstimmung zwischen den Aufnahmen und Ihren Schmerzen zu bestehen.

☎ *Also nachts habe ich keine Beschwerden. Ich kann auch spa-*

Kniegelenk mit typischen Arthrose-Veränderungen

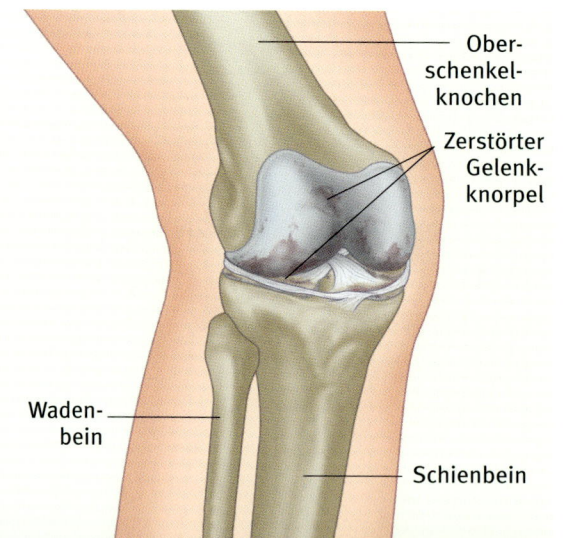

Ober-
schenkel-
knochen

Zerstörter
Gelenk-
knorpel

Waden-
bein

Schienbein

zieren gehen – eine halbe Stunde, manchmal sogar eine ganze Stunde. Aber es ist immer eine leichte Reibung vorhanden. Vor einer Operation habe ich aber furchtbare Angst. Die möchte ich so lange es geht hinausschieben.

Nehmen Sie entzündungs- und schmerzhemmende Medikamente gegen diese Beschwerden?

☎ *Selten. Ich habe einen empfindlichen Magen und glaube, dass sie mir nicht so gut bekommen.*

Sie haben recht – da muss man vorsichtig sein *(siehe Seite 29)*. Waren Sie wegen Ihrer Knieprobleme schon einmal bei einer richtig guten, professionellen Krankengymnastik?

☎ *Ein einziges Mal.*

Ich würde an Ihrer Stelle zunächst in ein Zentrum für Physiotherapie gehen und mich einer Serie von 15 bis 20 Behandlungen unterziehen, mit denen man den Muskelapparat an diesem Knie wieder aufbaut. Sprechen Sie mit Ihrem Arzt und Ihrer Krankenkasse, die das in Ihrem Fall sicher genehmigen wird. Vielleicht kann auch Ihr Orthopäde durch Einlagen helfen, das Knie zu entlasten. Wenn es danach nicht deutlich besser wird, würde ich nicht länger zuwarten. Sie sind 72 Jahre alt. Also käme durchaus ein künstliches Kniegelenk in Frage. Die sind heutzutage ganz hervorragend in ihrer Nachahmung des natürlichen Gelenks und würden Ihnen erlauben, wieder weitgehend beschwerdefrei zu laufen.

In Deutschland werden jährlich etwa 80 000 künstliche Kniegelenke eingesetzt.

WISSEN: Rheumatoide Arthritis (Chronische Polyarthritis)

- Im Gegensatz zu den Gelenkschäden der Arthrose, die durch Fehlstellung oder Abnutzung der Knorpelschicht entstehen, ist die Chronische Polyarthritis oder das Gelenkrheuma eine Krankheit, die durch eine chronische Entzündung der Gelenkstrukturen gekennzeichnet ist, weil Immunzellen das Innere der Gelenke angreifen. Wie bei allen Autoimmunkrankheiten wissen wir bis heute nicht mit Sicherheit, warum das Immunsystem, das ja zur Abwehr fremder oder krank machender Zellsysteme dient, plötzlich verheerende Angriffe gegen eigenes gesundes Gewebe unternimmt.

- Die Entzündung zeigt sich zunächst an der Gelenkinnenhaut, der Synovia, vorwiegend an den Fingern und der Mittelhand, bevor sie auf andere Gelenke übergreift. Der sehr schmerzhafte Prozess droht dann Knorpel, Bänder und Knochen zu zerstören und schreitet, wenn man nicht richtig behandelt, über Jahre und Jahrzehnte fort.

- Die Behandlung ist dank neuer, das Immunsystem kontrollierender Medikamente in den letzten Jahren viel effektiver geworden. Auch Operationen, die die entzündete Synovia entfernen und kaputte Gelenke ersetzen, können hilfreich sein und die Schmerzen lindern.

Alternative Heilverfahren – natürliche Schmerzbekämpfung

Frau Dr. Koch, wir werden immer wieder gefragt, ob nicht auch Medikamente oder Naturheilverfahren bei Verschleißkrankheiten helfen. Was sind da die neuesten Erkenntnisse?
Wie gesagt – ein kaputtes Gelenk kann man nicht wieder heil machen. Außer in den seltenen Fällen, in denen man eine Knorpelverpflanzung durchführen kann *(siehe Seite 22)*.
Was sich aber bewährt hat, sind Maßnahmen, die das Fortschreiten der Arthrose verlangsamen. Zwei Medikamente haben sich jedenfalls in der Bewertung von internationalen Experten bei der Arthrose als wirksam erwiesen. Das eine ist Glucosamin-Sulfat, das als Dragee eingenommen wird; das andere heißt Hyaluronsäure und wird in das Gelenk (meist ist es das Knie) eingespritzt. Beide Substanzen verbessern die Ernährung der Knorpelzellen. Das bedeutet aber auch, dass beide Medikamente bei fortgeschrittener Arthrose nichts nützen, da nicht mehr genügend Knorpelzellen vorhanden sind.
Kann eine Arthrose etwa durch eine besondere Ernährungsweise gebessert werden?

Arthrosen können nicht mehr ausheilen.

Eine spezielle Diät für Arthrose-Betroffene gibt es nicht – im Gegensatz zu den Patienten, die an einer chronisch-entzündlichen Gelenkerkrankung leiden. Für diese hat sich eine vegetarische Ernährung als günstig erwiesen. Aber jeder, der an einer Hüft- oder Kniearthrose leidet, sollte bedenken, dass jedes Kilo Übergewicht seine Krankheit verschlechtert. Da spielt natürlich auch Bewegung eine wichtige Rolle. Könnten Sie uns eine einfache Übung beschreiben, die jeder zu Hause sofort nachmachen kann? Ja sicher. Die folgende Übung eignet sich besonders für Kniepatienten. Als Hilfsmittel benötigen Sie lediglich ein Buch. Setzen Sie sich auf die Kante eines Stuhls und klemmen Sie das Buch zwischen die Fußknöchel. Strecken Sie die Beine jetzt aus. Und nun: Die gestreckten Beine auf und ab bewegen und dabei leicht beugen und strecken. So trainiert man die vorne und innen liegenden Oberschenkelmuskeln.

Was bieten die Ärzte für Naturheilkunde an Möglichkeiten? Unter den Phytotherapeutika (Pflanzliche Heilmittel) hat vor allem die Teufelskralle (*Harpagophytum procumbens*) eine schützende Wirkung auf die Knorpelzellen bewiesen. Gleichzeitig hat sie sich als gutes Schmerzmittel gezeigt. Gegen Schmerzen und Entzündungen wirkt auch die Weidenrinde (*Salicis cortex*), ein Naturmittel, das man seit mehreren hundert Jahren kennt und das im 19. Jahrhundert als Acetylsali-

Gut für die Gelenke: Radfahren, Schwimmen, Nordic Walking

cylsäure (zum Beispiel Aspirin®) chemisch nachgebaut wurde.
Das »Original« besitzt noch zusätzliche sekundäre Pflanzen-
stoffe, denen positive Wirkungen auf die Körperzellen zuge-
schrieben werden. Eine weitere Pflanze, die als sehr günstig bei
Arthrose gilt, ist die Brennnessel *(Urtica dioica)*, da sie Entzündungen wirkungsvoll bekämpft. Bei solchen entzündlichen
Vorgängen empfehlen die Ärzte auch homöopathische Medikamente und Hydrotherapie, also Wasseranwendungen.

Wie werden Magnetarmbänder oder die Behandlung durch
Magnetfelder von Experten beurteilt? Leider nicht so gut.
Die Pulsierende Magnetfeldtherapie kann zum Beispiel die
Heilung eines Knochenbruchs begünstigen. Als Arthrosebe-
handlung haben sich in seriösen Studien keine zuverlässigen
Wirkungen gezeigt. Man sollte sich deshalb lieber auf die
guten Ergebnisse verlassen, die regelmäßige krankengymnas-
tische Übungsbehandlungen bringen.

Brennnessel (links),
Weidenrinde (Mitte)
und Teufelskralle
(rechts) wirken heilend
und schmerzstillend.

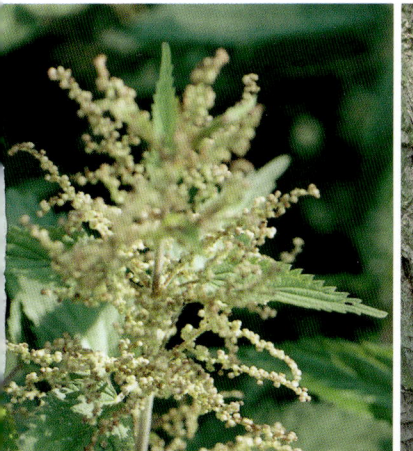
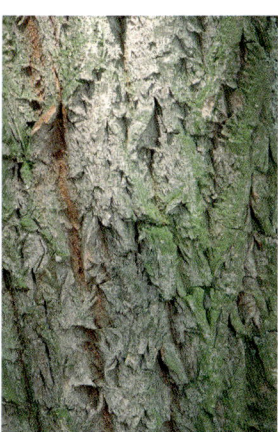
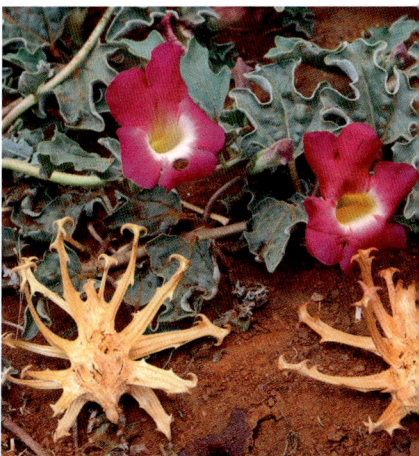

Kaputte Knie –
so kommen Sie wieder auf die Beine

Einem besonders gefährdeten Gelenk sollten wir uns intensiver zuwenden: Viele Patienten haben mit den Knien Beschwerden. Frau W., Sie sind 66 Jahre alt und haben gerade eine Spiegelung Ihres Kniegelenks hinter sich?

☎ *Genau. Seit ungefähr zwei Jahren habe ich immer wieder Schmerzen beim Gehen, vor allem auch beim Treppensteigen. Sie können sich nicht vorstellen, wie viele Salben und Um-*

Arthroskopie bedeutet Gelenk-spiegelung.

schläge ich ausprobiert habe. Als es vor ein paar Wochen so schlimm wurde, dass ich nachts nicht mehr schlafen konnte, bin ich zum Orthopäden gegangen. Der hat eine Kernspin-Aufnahme vom Knie gemacht und gesagt, es sei eine ziemlich fortgeschrittene Arthrose. Schuld seien meine X-Beine. Dadurch ist es zu einer falschen Belastung des Kniegelenks gekommen und die Knorpelschicht hat sich abgenützt.

☎ *Er meinte, man müsse in das Knie hineinschauen. Dadurch könne man nicht nur genau erkennen, was alles kaputt ist, sondern vielleicht auch ausgefranste Knorpelrän-der und herumliegende Bröckchen abtragen.*

Wir nennen das eine »Arthroskopische Gelenktoilette«, von Arthros – Gelenk – und Endoskopie – ins Innere schauen. Ein Arthroskop besteht aus einem feinen Schlauch, der in das jeweilige Gelenk eingeführt werden kann. Darin läuft ein optisches System, das mit einer Lichtquelle und einer Mini-Kamera verbunden ist. Durch einen zweiten Kanal kann man die winzigen Instrumente bedienen, das heißt, richtige Operationen ausführen.

☎ *Ja, eine tolle Sache. Das hat mir der Orthopäde alles genau erklärt.*

Sie klingen ja ganz fröhlich. Also ist alles gut gegangen?

☎ *Ja, zum Glück. Das Knie war danach auch kaum geschwollen und jetzt habe ich tatsächlich weniger Beschwerden. Aber der Arzt hat mir keine Hoffnung gemacht, dass es auf Dauer so bleibt. Auf einer Seite im Gelenk schaut angeblich fast der nackte Knochen heraus. Nun habe ich gelesen, dass man Knorpel neu züchten oder von einer Stelle zur anderen übertragen kann. Wäre das nichts für mich? Oder gibt es Medikamente, die den Knorpel wieder aufbauen?*

Die komplizierten Strukturen eines Kniegelenks.

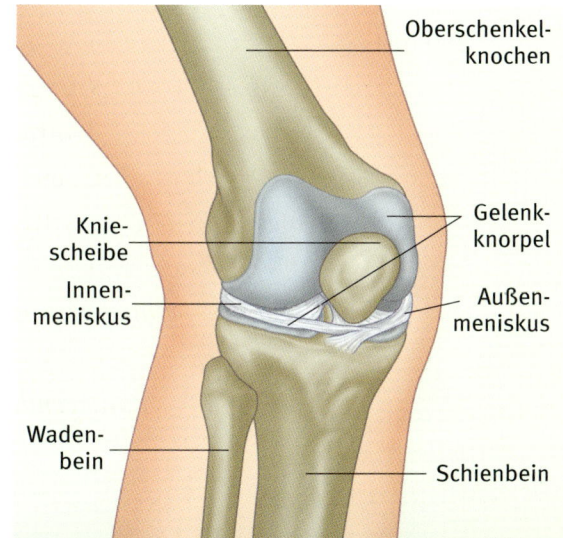

Oberschenkel-knochen

Gelenk-knorpel

Knie-scheibe

Innen-meniskus

Außen-meniskus

Waden-bein

Schienbein

Es gibt einige aufwendige Methoden des Knorpelersatzes, die vor allem bei akuten Knieverletzungen zur Anwendung kommen *(siehe Kasten S. 22)* und auch nur bei jüngeren Patienten Erfolg versprechen. Das ist also leider nichts für Sie.

Es gibt aber auch für ältere Patienten heute Verfahren, die darauf beruhen, den Körper anzuregen, eine Art Ersatzknorpel zu bilden. Eine Möglichkeit, das abgenutzte Knorpelgewebe wenigstens teilweise zu ersetzen, besteht in der sogenannten Pridie-Bohrung. Dafür werden in den Knochen, der keinen richtigen Knorpelüberzug mehr hat, kleinste Löcher gebohrt oder eine dünne Schicht abgetragen. Darauf blutet es aus dem Knochenmark. Aus diesem Blutkuchen bildet sich dann ein Gewebe, das zwar nicht die Festigkeit des ursprünglichen Knorpels besitzt, das aber eine gewisse Reparatur des kaputten Kniegelenks darstellt. Nachteile der Methode sind: Man darf das Knie während des Heilungsprozesses mindestens sechs bis acht Wochen lang nicht belasten. Und man kann dem Patienten nicht garantieren, dass er damit auf

Ein Gelenk bildet »Ersatzknorpel« wenn man kleine Löcher hineinbohrt.

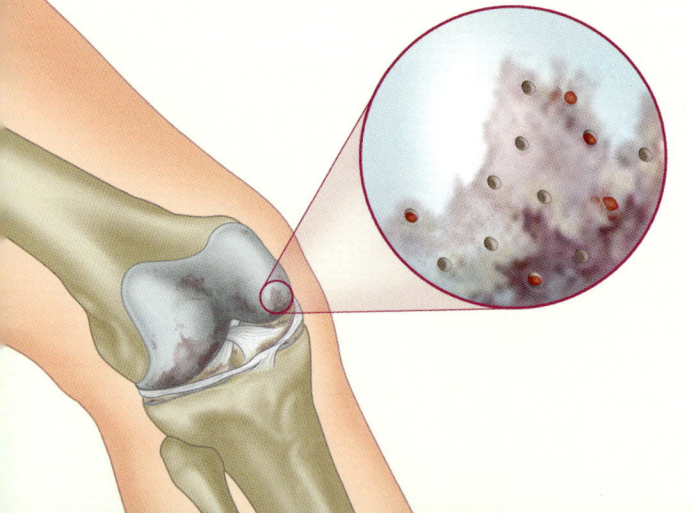

Dauer von seinen Beschwerden befreit ist. In den meisten Fällen kann mithilfe dieser Methode die Entscheidung für ein künstliches Kniegelenk aber noch eine Zeit lang hinausgeschoben werden.

 Mein Orthopäde hat richtig geschwärmt von den künstlichen Gelenken. Was halten Sie denn davon?

In den Händen eines erfahrenen und sorgfältigen Operateurs gibt es heute tatsächlich hervorragende Ergebnisse. Das liegt nicht nur daran, dass die Prothesen so viel besser geworden sind und die Eigenschaften des komplizierten natürlichen Gelenks gut nachahmen können. Auch die Materialien (zum Beispiel Stahl, Keramik und Polyethylen) sind widerstandsfähiger und körperfreundlicher als früher. Dazu kommt, dass man manchmal nur einen Teil des Kniegelenks durch sogenannte Mono-Kompartiment-Prothesen ersetzen kann – ein Vorteil, wenn die Arthrose nur einen Teil des Gelenks erfasst hat. Denn es bedeutet: kleinerer Eingriff, kleineres Risiko. Dass die künstlichen Kniegelenke aber einen solchen Siegeszug angetreten haben – in Deutschland werden pro Jahr etwa 80 000 derartige Operationen am Knie und etwa 180 000 an der Hüfte durchgeführt –, liegt vor allem auch an der positiven Erfahrung, die Ärzte und Patienten mit den Kunstgelenken gemacht haben.

Vor einer Knieoperation muss heute niemand mehr Angst haben.

 Das beruhigt mich sehr. Ich danke Ihnen!

WISSEN: Den Knorpel reparieren

Derzeit gibt es drei allerdings sehr teure Verfahren, um Schäden an den Gelenkknorpeln zu beheben. Sie werden vor allem nach Sport- oder sonstigen Unfällen angewendet.

1. Knorpeltransplantation: Winzige Zylinder, bestehend aus Knochen mit einem intakten Knorpelüberzug, werden aus einem wenig belasteten Teil des Gelenks herausgestanzt und dann in den beschädigten Teil des Gelenks eingesetzt. Nachteil: relativ großer Eingriff. Die Stelle, an der man den Knorpel entnommen hat, bleibt oft geschädigt.

2. Züchtung neuer Knorpelzellen: Man entnimmt aus Randstellen des Gelenkknorpels zwei reiskorngroße Knorpelstückchen. Daraus werden Knorpelzellen gewonnen, im Reagenzglas vermehrt und dann in einer zweiten Operation in die defekte Stelle gelegt und mit etwas Knochenhaut übernäht. Die Ergebnisse sind bei 85 Prozent der Fälle gut bis sehr gut. Gelingt aber nur, wenn der Patient nicht älter als 40 ist.

3. Zellzüchtung auf einem Kunststoff (»Matrix-Verfahren«): Hier werden die gewonnenen Knorpelzellen auf ein Gewebe aufgetragen und zur Vermehrung angeregt. Nach einiger Zeit kann man das Kunststoffgebilde mit den neuen Knorpelzellen einnähen.

Künstliche Gelenke –
Wunder der Technik

Frau Dr. Koch, vielleicht sollten wir uns einmal über die künstlichen Gelenke ganz allgemein unterhalten, die ja in zunehmender Zahl zur Therapie kaputter Gelenke verwendet werden. Was kann man heute alles ersetzen? Am häufigsten werden Hüft- und Kniegelenke ersetzt. Man kann aber auch das Schultergelenk, das Sprunggelenk, Finger- und Zehengelenke und die Bandscheiben der Wirbelsäule ersetzen. Auch einen zerstörten Meniskus, den kissenförmigen »Stoßdämpfer« im Kniegelenk, versucht man seit einigen Jahren durch ein entsprechendes Collagen-Gerüst zu ersetzen. Man hofft, dass der Körper eigene Zellen hineinwachsen lässt und so wieder ein funktionsfähiges Polster schafft. Allerdings werden die Hoffnungen in diesen Fällen noch längst nicht nicht in jedem Fall erfüllt.

Wie lange ist denn die durchschnittliche Lebensdauer der Kunstgelenke? Bei einem künstlichen Hüftgelenk mit seiner hohen Belastung rechnet man heute 12 bis 15 Jahre. Das entspricht auch in etwa dem der Knieprothesen.

Künstliche Hüftgelenke haben inzwischen eine Lebensdauer von etwa 15 Jahren.

Hüftprothese:
Hüftpfanne und
Oberschenkelkopf
wurden ersetzt.

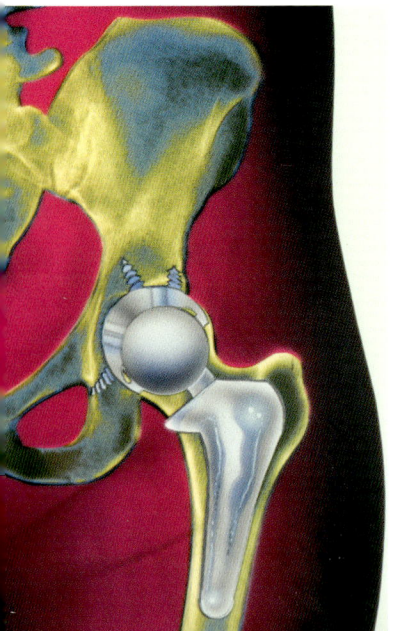

Deshalb versucht man, eine solche Operation nicht zu früh auszuführen. Ja. Wobei die Ärzte heute viel großzügiger mit der Empfehlung zum Gelenkersatz sind, das heißt, deutlich früher einer solchen Reparatur zustimmen. Schon weil die Lebensqualität der Patienten nach einer gelungenen Operation sehr gut ist. Das Problem ist weniger die Lebensdauer der Prothese selbst – die ist bei den heute verwendeten Materialien enorm hoch. Das Problem sind die Stellen, an denen das künstliche Gelenk an das natürliche Körpergewebe stößt. Etwa die Verankerung des Metalls im Knochen. Es gibt an dieser Stelle immer Reaktionen auf den »Fremdköper«, auch wenn die bei hochwertigen Materialien sehr gering sind. Und es gibt mit der Zeit einen gewissen Wackeleffekt, vor allem, wenn das Ersatzgelenk nicht ganz genau in der Belastungsachse eingebaut wurde.

Ich denke, die Chirurgen verwenden heute Navigationssysteme, also computergesteuerte Messgeräte, die ihnen bei der Genauigkeit der Implantation helfen. Das ist noch nicht überall der Fall. Ich glaube auch, dass ein sehr geübter Arzt, der genau weiß, wie die Kräfteverhältnisse in einem Gelenk funktionieren, zu ähnlich guten Ergebnissen kommt.

Das hängt wohl auch von der Art der Operation ab. Es gibt da ziemlich große Unterschiede. Sie können uns das sicherlich erklären. Ja gerne. Die Bio-Ingenieure haben in den letzten Jahren immer raffiniertere Prothesen entwickelt. Je nach Zustand des Gelenks können die Ärzte heute unter etwa 300 Modellen wählen und dadurch das für den jeweiligen Patienten optimale heraussuchen. Dabei kommt es darauf an, ob das ganze Gelenk, also Pfanne und Hüftkopf ersetzt werden müssen oder ob nur ein Teil ausgewechselt werden soll. Die Qualität des Knochens entscheidet dann auch, wie lang der Schaft sein muss, der im Oberschenkelknochen verankert wird. Ob man Zement braucht oder nicht. Bei jüngeren Menschen kann man sich oft darauf beschränken, eine Art Haube aus Metall über dem Hüftkopf zu befestigen, mit einer kleinen kurzen Verankerung. Der Knochen wird dadurch weitgehend geschont.

Entscheidend sind auch die Materialien, die der Chirurg verwendet: Verschiedene Metalle, darunter auch Titan, ferner Keramik und Polyethylen oder entsprechende Kombinationen. Die neueste Erfindung ist das Metasul, eine Mischung aus Cobalt, Chrom und Molybdän. Solche Prothesen sollen angeblich bis zu 30 Jahre lang halten. Angeblich. Denn entscheidend ist die Zone zwischen Kunststoff, beziehungsweise Metall und lebendigem Gewebe. Je besser das Kunstgelenk und der Knochen miteinander auskommen, desto länger ist die Haltbarkeit des neuen Gelenks.

Eine erfolgreiche Operation steigert die Lebensqualität enorm.

Was passiert, wenn das Kunstgelenk nach 10 oder 15 Jahren nicht mehr fest sitzt? Dann gibt es Schmerzen und das Gelenk muss ausgebaut und durch ein neues ersetzt werden. Die Zweitoperation ist im allgemeinen schwieriger und umfangreicher. Deshalb bemühen sich die Chirurgen, bei der ersten Operation so wenig Knochengewebe wie nur möglich zu opfern.

Noch eine Frage: werden die Gelenke heute eher mit oder ohne Zement eingesetzt? Das kommt darauf an. Die zementierte Form ist sofort stabil und belastbar. Die zementfreie Form muss sehr exakt eingesetzt werden und dann einwachsen, was ungefähr sechs Wochen dauert. Bei jüngeren Patienten nimmt man eher die zementfreie Version, da bei dieser Variante der Knochenverlust geringer und ein späterer Prothesenwechsel einfacher ist.

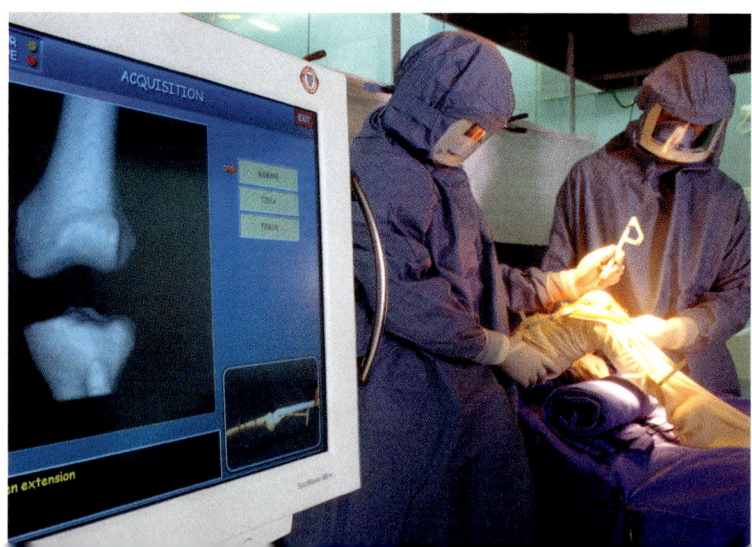

Computer helfen den Ärzten bei ihrer Präzisionsarbeit.

Das künstliche Hüftgelenk – endlich schmerzfrei

Die Entscheidung zur Operation ist nicht immer leicht. Die meisten Patienten hoffen, die Schmerzen mit Medikamenten und Krankengymnastik in den Griff zu bekommen. Wann ist der richtige Zeitpunkt, sich für ein Ersatzgelenk zu entscheiden? Frau M., ich glaube, auch Sie stehen vor dieser Frage.

Genau. Und ich bin von Ihrem Gespräch über künstliche Gelenke nicht so sehr begeistert. Ich habe eine Höllenangst vor einer solchen Operation.

Vielleicht ist das ja auch gar nicht nötig. Künstliche Gelenke sind immer nur dann eine Lösung, wenn alle anderen Behandlungen nichts mehr bringen, also Krankengymnastik, Muskelaufbau, gezielte Schmerzbekämpfung.

Künstliche Gelenke – erst wenn sonst nichts mehr hilft!

Bei mir ist es so: Ich merke, je mehr ich mich bewege, desto besser geht es. Angefangen hat es bei mir vor zwei Jahren, weil ich dachte, ich hätte etwas am Knie. Es hat sich aber bereits beim ersten Arztbesuch herausgestellt, dass es nicht das Knie ist, sondern die Hüfte. Offenbar lebe ich bereits seit meiner Geburt mit einer Fehlstellung der Hüfte.

Sie haben also eine Hüftdysplasie.

📞 *Ja. So hat man das genannt. Eine gewisse Einschränkung hatte ich wohl seit jeher. Obwohl ich immer ziemlich vorsichtig war. Kein Übergewicht, keine Überlastung. Ich habe mich immer viel bewegt, war Ski fahren und bergsteigen. Aber jetzt merke ich, dass ich bei vielen Dingen nicht mehr diese Sicherheit habe.*

Das heißt, die Beweglichkeit Ihrer Hüfte ist eingeschränkt. Dann dürfte es auch durch reines Muskeltraining schwierig sein, diese Beweglichkeit wieder herzustellen.

📞 *Kann es denn sein, dass sich das Gelenk dauernd etwas verändert? Denn manchmal merke ich wochenlang fast nichts, dann wieder habe ich tagelang Schmerzen und bin sogar unsicher beim Gehen.*

Die Arthrose verändert sich nicht so schnell. Aber es können wegen der Unregelmäßigkeiten im Inneren des Gelenks immer wieder Entzündungen auftreten, die Schmerzen verursachen und Ihre Beweglichkeit einschränken. In einem solchen Fall wird Ihnen Ihr Arzt sicher raten, vorübergehend Anti-Entzündungs-Medikamente einzunehmen, um die Reizung des Gelenks zu stoppen und Ihre Schmerzen so weit zu lindern, dass Sie sich wieder gut bewegen können. Denn Schonung, also Ruhigstellung des Gelenks, ist in diesem Fall falsch und führt nur zu weiterer Unbeweglichkeit. Lassen Sie

Bei Arthrose treten immer wieder Entzündungen auf.

WISSEN: Schmerzmittel – Helfer mit Nebenwirkungen

- Die typischen Medikamente, die entzündungshemmend und schmerzlindernd wirken, heißen NSAR (Nicht-steroidale-Antirheumatica) zu deutsch: Rheumamittel ohne Kortison. Dazu gehört Aspirin®, aber auch Mittel, die die Wirkstoffe Diclofenac, Ibuprofen oder Naproxen enthalten, sowie alle Cox-II-Hemmer. Sie wirken gerade bei Gelenkschmerzen sehr gut.
- Es gibt jedoch eine Reihe von möglichen Nebenwirkungen. Am häufigsten sind Probleme mit Magen und Darm, also je nach Empfindlichkeit Schleimhautentzündungen, aber auch, vor allem bei älteren Patienten, gelegentlich Magengeschwüre und Blutungen. Bei Patienten mit entsprechender Veranlagung scheinen Schäden an den Herzkranzgefäßen aufzutreten; jedenfalls gab es in großen Studien eine gewisse Häufung von Herzinfarkten.
- Die Ärzte empfehlen, alle derartigen Mittel so kurz wie möglich einzunehmen und auf entsprechende Symptome zu achten. Eventuell braucht ein Patient zusätzlich ein magenschützendes Medikament. Kranke, die ohnehin Herzprobleme haben, sollten sich mit ihrem Arzt beraten. (Dies betrifft nicht die niedrig dosierte Acetylsalicylsäure – ASS 100 –, die viele Patienten zur besseren Durchblutung der Gefäße nehmen müssen.)

sich aber gut über mögliche Nebenwirkungen beraten und melden Sie sich sofort bei Ihrem Arzt, wenn bei Ihnen Nebenwirkungen auftreten.

Irgendwelche Salben oder Einreibungen bringen wohl keine Erleichterung? Beim Hüftgelenk? Leider nein. Der Entzündungsherd liegt viel zu weit in der Tiefe, als dass man durch die Haut etwas an das Gelenk bringen könnte. Frau M., ich hoffe, Sie können noch lange mit Ihrer eigenen Hüfte durch die Welt gehen. Wenn Sie aber nur durch eine Operation beschwerdefrei werden – dann haben Sie keine Angst: Auch Hüftoperationen sind heute eine Routinesache geworden!

📞 *Aber es bleibt immer eine große Operation.*

Ja. Der Operateur muss sich zwischen den starken Muskelzügen einen Zugang zum Gelenk verschaffen. Das geschieht heute bereits viel schonender als früher. In einigen Zentren arbeiten die Ärzte minimal-invasiv, das heißt, sie machen nur kleinere Hautschnitte und versuchen, die Muskulatur so weit wie möglich unversehrt zu lassen. Das ist prinzipiell gut für den Patienten. Der Nachteil aber ist der schlechtere Überblick und das schwierigere Einpassen des Gelenks, das ja auf Bruchteile von Millimetern genau in der richtigen Position stehen muss. Es kommt ganz auf die Erfahrung an, die der jeweilige Chirurg mit den einzelnen Methoden hat. Lassen Sie den Eingriff daher nur in einem spezialisierten Zentrum vornehmen.

Lassen Sie sich nur in spezialisierten Zentren operieren.

Sollten Patienten sich Wochen vorher Blut entnehmen lassen, das dann konserviert wird und bei der Operation statt Fremdblut zur Verfügung steht? Das Blut bildet sich nach der Eigenspende ja wieder neu. Das wird im Allgemeinen empfohlen. Man muss aber sehr darauf achten, dass der Patient dadurch nicht geschwächt wird und mit zu wenig Blut zur Operation kommt. Auch da sind die Jungen besser dran als die älteren Patienten. Aber sonst ist ein höheres Lebensalter eigentlich kein Problem.

📞 *Damit haben Sie mich sehr getröstet. Ich denke, ich vertraue meinem Arzt und lasse mich operieren.*
Wichtig ist eine intensive Reha danach. Dabei müssen Sie mit allen Kräften mitarbeiten! Alles Gute für Sie.

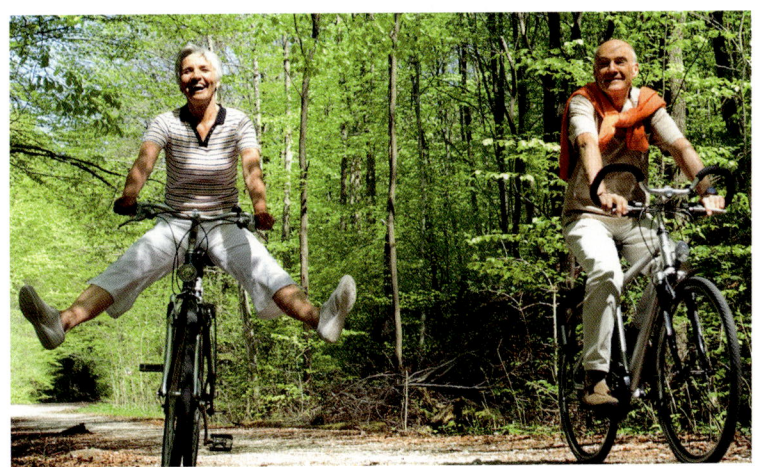

Viele Patienten haben schon nach kurzer Zeit wieder Spaß an Bewegung in freier Natur.

Die Reha –
entscheidend für den Erfolg

Die Reha, also die Bewegungstherapie nach dem Einsetzen des künstlichen Gelenks, entscheidet tatsächlich über den Erfolg der Operation. Denn Beweglichkeit und Kraft hängen natürlich nicht allein von der Prothese ab.

Wir kommen jetzt zu Herrn R. Er hat sich vor drei Jahren ein künstliches Hüftgelenk einsetzen lassen, nachdem auch er lange gezögert hatte. Herr R., wie ist es Ihnen bei der Operation ergangen?

Ich hatte das große Glück, zu wirklich sehr guten Spezialisten zu kommen, die sich perfekt um alles gekümmert haben. Auch um die Nachsorge. Ich habe den Eingriff nicht in Vollnarkose machen lassen – davor hatte ich nämlich Angst –, sondern in einer Rückenmarksnarkose. Dadurch war ich hinterher ziemlich schnell wieder fit. Ich bin wirklich froh, dass ich mich dazu durchgerungen habe: Jetzt genieße ich mein Leben ohne Schmerzen.

Sie sagen, die Nachsorge war auch sehr gut. Wie genau sah die bei Ihnen aus?

Nach jeder Operation folgt eine Bewegungstherapie.

RAT: Warum Schmerztherapie so wichtig ist

Eine konsequente Schmerzbehandlung sollte fester Bestandteil jedes Therapiekonzepts sein. Denn dadurch lässt sich in vielen Fällen verhindern, dass Schmerzen chronisch werden. Chronisch heißt, dass sich ein »Schmerzgedächtnis« bildet, das auch dann noch Schmerz signalisiert und den Menschen quält, wenn die ursprüngliche Verletzung oder Schädigung, zum Beispiel durch eine Arthrose, längst beseitigt ist. Leider wird Schmerztherapie in Deutschland noch längst nicht ausreichend angeboten. Was können Sie als Patient tun?

1. Sprechen Sie vor jeder Operation mit dem Anästhesisten über eine gute Schmerztherapie während und nach dem Eingriff.

2. Verlangen Sie bei der Erstuntersuchung in der Rehaklinik, dass man Ihre Schmerzen so gut behandelt, dass Sie die nötigen Übungen auch wirklich mitmachen können. Wenn das nicht vorgesehen ist, sollten Sie Ihre Krankenkasse sofort anrufen und um Hilfe bitten.

3. Sätze wie »Reißen Sie sich zusammen« oder »Ein Indianer kennt keinen Schmerz« sind nicht nur unverschämt, sondern können Konsequenzen haben und Sie in eine jahrelange Schmerzkarriere treiben. Versuchen Sie in solchen Fällen, einen ausgebildeten Schmerztherapeuten zur Mitbehandlung zu erreichen *(siehe Adressen Seite 45).*

☎ *Ich war zehn Tage in der Klinik und dann noch 14 Tage in der Reha-Klinik in Garmisch. Insgesamt bin ich dann noch sechs Wochen mit Krücken gegangen.*

Und was wurde in der Reha mit Ihnen gemacht? Wie intensiv mussten Sie mitarbeiten?

☎ *Sehr intensiv. Vor allem beim Muskelaufbau zum Beispiel durch Wassergymnastik. Aber die Therapeuten sagten »alles immer ganz sanft, nichts übertreiben …« Zu Hause habe ich dann noch wie empfohlen mehrere Wochen weiter trainiert und ambulante Krankengymnastik gemacht.*

Wichtig: Muskelaufbau nach der OP

Diese ganze Nachbehandlung ist außerordentlich wichtig. Wer zu träge ist, um hinterher richtig zu üben und daran zu arbeiten, dass die Muskulatur wieder kräftig wird und das Gelenk sich an die Bewegungen gewöhnt, der sollte sich eigentlich nicht operieren lassen. Denn der Erfolg des Eingriffs, egal ob Hüfte, Schulter oder Kniegelenk, hängt entscheidend von dieser konsequenten Nachbehandlung ab.

☎ *Ich habe natürlich den Vorteil gehabt, dass ich ganz allgemein gerne Sport treibe. Ich gehe gerne schwimmen, fahre viel Rad – das hilft natürlich.*

Wie war das mit den Schmerzen in der Reha?

☎ *Mein zuständiger Arzt sagte mir, das sei jetzt nicht die Zeit, den Helden zu spielen und die Zähne zusammenzubeißen. Ich solle vielmehr, je nach meinen Beschwerden, vor den Anwendungen die entsprechenden Schmerzmittel nehmen, damit ich überhaupt von all den Übungsmaß- nahmen profitieren könne. Am Anfang waren das ziemli- che Hämmer, glaube ich.*

Da haben Sie aber Glück gehabt. Viele Patienten können an den Übungen gar nicht richtig teilnehmen, weil jede Bewe- gung wehtut. Und statt diesen frisch Operierten die richtigen Schmerzmittel anzubieten, heißt es hinterher im Arztbrief, der Patient habe »nicht richtig mitgearbeitet«. Wie überhaupt die medizinische und menschliche Qualität der Reha-Einrich- tungen sehr unterschiedlich ist. Die Kassen sollten sich viel mehr um dieses Problem kümmern, damit das ganze Geld nicht zum Fenster hinausgeworfen wird und die Patienten noch Monate nach der OP nicht richtig laufen können.

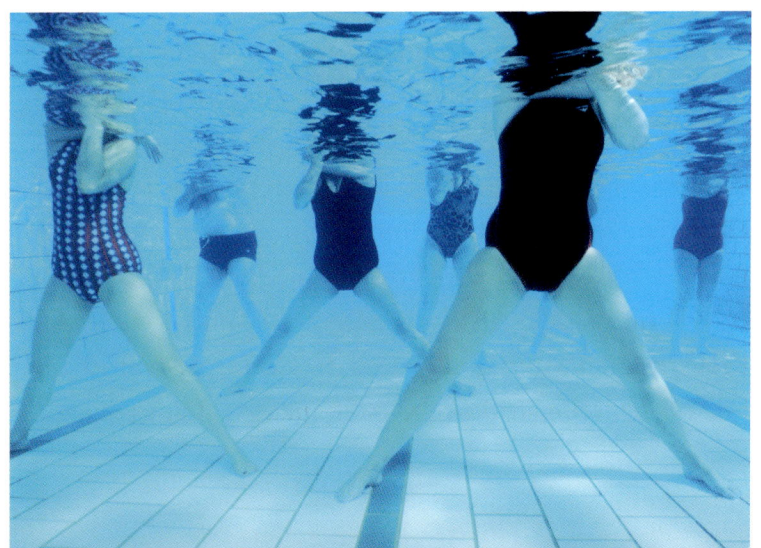

Wassergymnastik stärkt Bänder und Muskulatur, ohne die Gelenke zu belasten.

Hände und Schultern – nur für Spezialisten

Was wir noch nicht besprochen haben, macht einer anderen Patientin Sorgen: Arthrose der Finger. Frau E., Sie haben Fragen wegen der Veränderung Ihrer Fingergelenke?

🕾 *Ja, meine Finger haben sich in den letzten Jahren stark verändert. Es begann beim Zeigefinger der linken Hand und zwar im vordersten Gelenk. Jetzt sind fast alle Finger der linken und zwei der rechten Hand betroffen. Die Fingerspitzen sind dick, oft heiß und schmerzen eigentlich ständig. Mein Hausarzt hat gesagt, das sei eine Alters- erscheinung und man könne gar nichts dagegen tun. Was meinen Sie?*

Ihre Schilderung ist so klar, dass man eine Diagnose durch das Telefon stellen kann: Es handelt sich um eine sogenannte Heberden-Arthrose, eine knotige Auftreibung der vordersten Fingergelenke. Die Knoten erweisen sich im Röntgenbild oft als Zysten, also kleine, flüssigkeitsgefüllte Veränderungen der Knochen oder Knorpel. Ihr Hausarzt hat insofern recht, als man diese Arthrose nicht verhindern kann. Man kann aber

Massagen und Übungen helfen bei Finger-Arthrose.

sehr wohl die Beschwerden, also die Schmerzen, die Schwellung und Entzündung lindern, indem man die Finger regelmäßig mit einer Rheumasalbe – Wirkstoff zum Beispiel Diclofenac – massiert und bei stärkeren Schmerzen auch mal ein entzündungshemmendes Medikament aus der Gruppe der NSAR *(siehe Seite 29)* einnimmt. Empfinden Sie eher Wärme oder Kälte als angenehm an den Händen?

☎ *Eher Wärme.*

Dann sollten Sie die Hände regelmäßig in warmem Wasser baden und im Winter immer Handschuhe tragen. Wichtig ist, dass Sie die Finger viel bewegen. Es gibt noch eine andere Version dieser Finger-Arthrose, beispielsweise die Bouchard-Arthrose. Dabei sind die mittleren Gelenke der Finger ver-

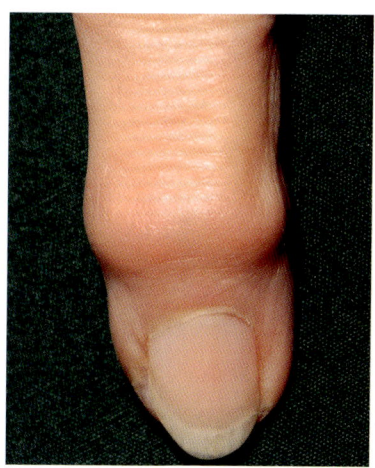
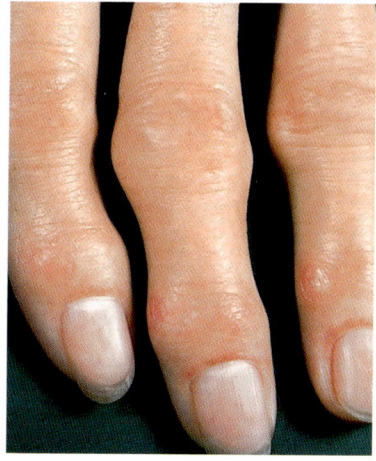

Links: Heberden-Knoten, Rechts: Bouchard-Arthrose

dickt. Und wenn das Daumen-Grundgelenk betroffen ist, spricht man von Rhizarthrose, also von Arthrose der Fingerwurzel. Im Gegensatz zu einer Chronischen Polyarthritis gibt es bei diesen Arthrosen eine gewisse Umformung des Gelenks, aber keine massive Gelenkzerstörung.

Frau Dr. Koch, das Schultergelenk gilt als besonders anfällig für Verletzungen, aber auch als schwierig zu behandeln. Liegt das an seiner Anatomie? Sie haben recht: Das Schultergelenk hat eine sehr komplexe Struktur. Es ist ein Kugelgelenk, und die Kugel, also der Kopf des Oberarmknochens, liegt in einer relativ kleinen Pfanne und einem »Dach« des Schulterblatts. Auch das Ende des Schlüsselbeins bildet einen Teil des Gelenks. Gehalten wird das Ganze durch eine starke Kapsel und viele Bänder und Sehnen, die ein Teil der Oberarmmuskeln sind. Gerade diese Muskeln, die »Rotatorenmanschette«, helfen, den Kräften, die auf die Schulter wirken, standzuhalten. Die kleine Pfanne erleichtert die große Beweglichkeit der Schulter, begünstigt andererseits aber auch das »Herausspringen« der Kugel aus der Pfanne bei einer falschen Bewegung oder einem Sturz.

Das Schultergelenk ermöglicht eine große Beweglichkeit.

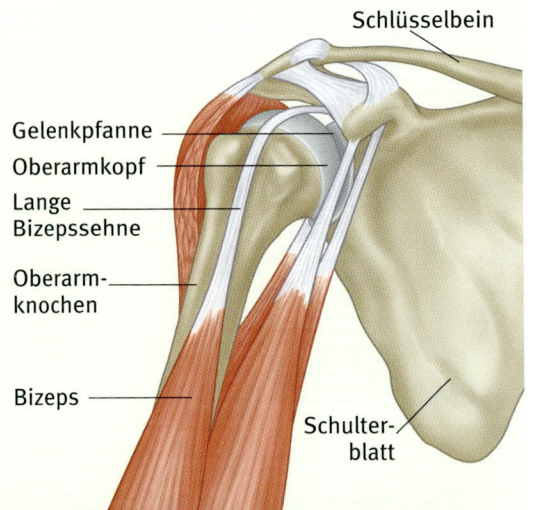

Schlüsselbein

Gelenkpfanne

Oberarmkopf

Lange Bizepssehne

Oberarm-knochen

Bizeps

Schulter-blatt

Oft sind es typische Sportunfälle. Die Überkopfsportarten Tennis und Handball sind gefürchtete Schulterkiller. Aber auch Skifahren, Snowboarding oder Mountainbiking, bei denen man heftig stürzen kann, führen häufig zu einer »Luxation«, das heißt, die Kugel springt aus der Pfanne. Ein teuflischer Schmerz! Und ob! Man muss die Schulter wieder einrenken und hoffen, dass kein Knorpelstück abgesprengt und die Kapsel nicht zu sehr ausgeleiert wurde. Denn möglicherweise stehen dann die Gelenkflächen nicht mehr sauber aufeinander, und damit beginnt ein Teufelskreis: Der Knorpel wird rau, entzündet sich, es bilden sich Unregelmäßigkeiten und dann ist sie da, die Arthrose, die Schmerzen bereitet und das Gelenk mit der Zeit versteifen kann.

Damit keine Arthrose entsteht, müssen Schulterverletzungen sofort behandelt werden.

Frau H., Sie stehen kurz vor einer Operation?

☎ *Ich bin seit einem guten halben Jahr mit der rechten Schulter in orthopädischer Behandlung. Und es hat sich trotz Fango, Massagen und Kortisonspritzen keine Besserung ergeben. Es heißt, ich hätte eine erhebliche hypertrophe und aktivierte Arthrose im ACG – was ist das eigentlich?*

Acromio-Clavicular-Gelenk. Acromion ist ein Teil des Schulterblatts, Clavicula das Schlüsselbein. Also: Im oberen Teil des Schultergelenks …

☎ *… und weiter: eine Ruptur der vorderen Hälfte der distalen Supraspinatussehne.*

Ruptur heißt Abriss. Also ist auch ein Teil einer Sehne kaputt. Und jetzt soll operiert werden?

☎ *Ja. Nächste Woche.*

Schulteroperationen sind ja keine Kleinigkeit. Haben Sie denn eine zweite Meinung eingeholt?

☎ *Eine Zweit- und eine Drittmeinung. Alle sagen: Operation. Ich nehme derzeit drei Mal am Tag 600 Milligramm Ibuprofen. Trotzdem wird es immer gegen Abend ganz schlimm.*

Ich rate gerade bei Schulterschädigungen nicht so gerne zur Operation, obwohl die Ergebnisse in 90 Prozent der Fälle mittlerweile gut bis sehr gut ausfallen. Andererseits: Wenn die Sache schon so lange geht und wenn Sie selbst mit dieser Dosis an Schmerzmitteln keine wirkliche Besserung haben, kommen Sie wahrscheinlich nicht darum herum.

Es kommt natürlich darauf an, welche Art von Operation gemacht wird. Ich nehme an, man beginnt mit einer Arthroskopie, das heißt, man schaut erst per Schlüssellochtechnik in das Schultergelenk und entscheidet dann, ob man auf diese Weise, also minimal-invasiv, alles reparieren kann oder ob man doch eine offene Technik anwenden muss. Der Eingriff wird in Vollnarkose gemacht. Danach brauchen Sie eine sehr gute Reha-Behandlung. Seien Sie guten Mutes- das stärkt die Selbstheilungskräfte.

> Schultergelenke werden oft minimal-invasiv operiert.

Osteoporose, Bandscheibe oder Arthrose – warum schmerzt der Rücken?

Rückenbeschwerden sind bei uns die häufigste Ursache für Arbeitsunfähigkeit, Frühverrentung und letztlich für chronische Schmerzen. Es scheint jedoch selbst für erfahrene Ärzte nicht immer einfach zu sein, die Gründe für die oft so quälenden Schmerzen zu finden. Und noch viel schwieriger ist es, sie zu beseitigen. Frau Dr. Koch, Bandscheibe, Osteoporose oder Arthrose? Wie erkenne ich die richtige Diagnose?

Sie haben noch eine wichtige Möglichkeit vergessen: Verkürzte oder überdehnte Muskeln durch Fehlstellung der ganzen Wirbelsäule. Manche halten dies für die häufigste Ursache von Rückenschmerzen.

Ab einem Alter von 50 Jahren hat praktisch jeder von uns Veränderungen an der Wirbelsäule. Aber nur ein gewisser Prozentsatz der Leute leidet unter Schmerzen oder ist in seiner Beweglichkeit eingeschränkt. Es kommt also gerade bei der Wirbelsäule darauf an, dass man sehr sorgfältig die Funktion und die Muskelspannungen untersucht und nicht blindlings drauflosbehandelt, wenn im Röntgenbild viel-

Häufig sind es verkürzte oder überdehnte Muskeln, die Rückenschmerzen verursachen.

leicht ein kleiner Bandscheibenvorfall zu erkennen ist. Aber selbstverständlich muss man zum Beispiel bei Verdacht auf eine schwere Osteoporose und das Zusammenbrechen eines Wirbelkörpers Röntgenaufnahmen machen.

Schon weil die Ärzte heute einen solchen zusammengesunkenen Wirbelkörper wieder aufrichten können. Ja. Man spritzt Zement in den porösen Knochen, der nimmt wieder seine ursprüngliche Form an, das Rückenmark ist entlastet, und danach sind die Schmerzen meist wie durch ein Wunder behoben. Auch Bandscheiben kann man heutzutage durch künstliche Polster ersetzen.

Frau T., Sie sind 70 Jahre alt und sollen an der Wirbelsäule operiert werden?

Ja! Ich habe fürchterliche Schmerzen. Ich kann nicht mehr laufen und auch kaum noch stehen. Es geht gerade noch, wenn ich mich nach vorne auf meinen Gehwagen beuge. Und es wird immer schlimmer.

Das klingt so, als würde es sich bei Ihnen um eine Verengung des Rückenmark-Kanals handeln.

Können Sie uns das genauer erklären? Die Wirbelsäule bildet eine stabile knöcherne Röhre, in der das Rückenmark gut geschützt verläuft. Es kann im Lauf der Zeit allerdings dazu kommen, dass sich in diesem Kanal zu viel Knochensubstanz bildet und dadurch Verengungen entstehen. Dann haben die

Höchst Schmerzhaft: knöcherne Verengungen des Rückenmark-Kanals.

Nerven des Rückenmarks nicht mehr genügend Platz und verursachen Schmerzen, die bis in die Beine ausstrahlen. Zum Glück kann man heute sehr genau feststellen, wo diese Veränderungen im Inneren der Wirbelsäule sind. Mithilfe winzigster Instrumente, die in den Rückenmarkskanal eingebracht werden, können die Hindernisse mikrochirurgisch entfernt werden. Das bedeutet, dass dadurch keine größeren Schäden an den Strukturen der Wirbelsäule entstehen. Es ist eine etwas kniffelige Operation, aber die Ergebnisse sind sehr gut, wenn ein wirklich erfahrener Neurochirurg diese kleine entscheidende Operation durchführt.

Frau Dr. Koch, das war ein spannendes kleines Seminar über die moderne Therapie von Arthrose und anderen Gelenkserkrankungen.

Bleiben Sie in Bewegung! Ihre Knochen werden es Ihnen im Alter danken.

Ich hoffe, es ist dabei klar geworden, dass wir uns mehr bewegen müssen. Gelenke, die nicht benützt werden, rosten. Und so ist die wichtigste Maßnahme zur Vorbeugung der Arthrose: Von Kindheit an Sport, körperliche Aktivität und Spaß an der Bewegung.

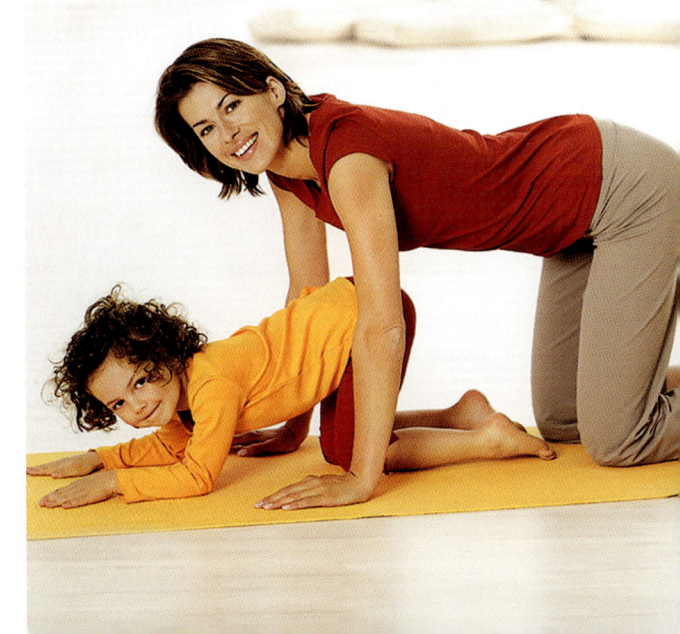

Glossar

Arthritis: Entzündliche Gelenk-veränderung

Arthrose: Gelenkschaden durch Abnutzung, Verletzung

Bouchard-Arthrose: Schmerzhafte Verdickung der mittleren Finger-gelenke

Chronische Polyarthritis: Auto-immunkrankheit mit Entzündung mehrerer Gelenke und oft auch anderer Organe

Heberden-Arthrose: Verdickung der Fingerendgelenke

Implantat: Künstlicher Gelenker-satz (= Prothese)

Hüftdysplasie: (Oft angeborene) Fehlbildung des Hüftgelenks

Leitungsanästhesie: Schmerzaus-schaltung durch Blockade von Nerven

Luxation: Verrenkung; Verschie-bung von Gelenkteilen aus ihrer normalen Stellung

Minimal-invasive Operation: Eingriff durch gewebeschonende kleine Schnitte

Osteoporose: Verminderung der Knochendichte

Polyneuropathie: Chronischer Schmerz im Bereich mehrerer Nerven

Phytotherapeutika: Arzneimittel aus Pflanzen

Rheuma: Überbegriff für Gelenk- und Muskelerkrankungen

Rheumatoide Arthritis *siehe* Chronische Polyarthritis

Rhizarthrose: (Schmerzhafte) Veränderung des Daumengrund-gelenks

Schmerztherapie: Maßnahmen zur Linderung chronischer Schmerzen

Spinalstenose: Verengung des Wirbelkanals, durch die Rücken-marksnerven gereizt werden

Synovia: Innenhaut der Gelenke

Hilfreiche Adressen

Arthrose Liga e.V.
Orthopädische Klinik
für die Universität Regensburg
Kaiser-Karl-V.-Allee 3
93077 Bad Abbach
www.arthroseliga.de
Laiengerechte Information einschließlich
Früherkennung und Tipps zur Selbsthilfe

Bayerischer Rundfunk
Gesundheitsgespräch
www.bayern2.de/gesundheitsgespraech
Leicht verständliche, umfassende Basis-
information zur Arthrose; Navigation
über Suchwort

Deutsches Arthrose Forum
Internet-Selbsthilfeforum
www.deutsches-arthrose-forum.de
Internetplattform zum gegenseitigen
Austausch mit Betroffenen

Deutsche Arthrose-Hilfe e.V.
Postfach 11 05 51
60040 Frankfurt am Main
www.arthrose.de
Hier finden Sie umfassende und leicht
verständliche Information einschließlich
Expertenliste – in Deutschland, Europa
und den USA.

Deutsche Gesellschaft für Orthopädie und Orthopädische Chirurgie e.V.
Langenbeck-Virchow-Haus
Luisenstraße 58–59
10117 Berlin
www.dgooc.de
Vor allem für Ärzte, enthält alle Leitlinien
rund um Gelenkerkrankungen und Arthro-
se – gute Stichworte für weitere intensive
Recherchen von informierten Laien

Deutsche Rheuma-Liga Bundesverband e.V.
Maximilianstraße 14
53111 Bonn
www.rheuma-liga.de
Umfassende, leicht verständliche
Informationen zum Thema Rheuma
und Arthrose einschließlich seltener
Krankheitsbilder

Deutsche Schmerzliga e.V.
Adenauerallee 18
61440 Oberursel
www.schmerzliga.de
Beste Informationen rund um chronische
Schmerzen; Schmerztherapeuten und
Arztsuche bundesweit

Kassenärztliche Bundesvereinigung
Herbert-Lewin-Platz 2
10623 Berlin

www.kbv.de
Bietet ein bundesweites Arztsucheportal im Internet – spezielle Anfragen nach Arthrose-Spezialisten über die jeweiligen telefonischen Patientenhotlines der Landeskassenärztlichen Vereinigungen

Krankenhaus für Naturheilweisen
Seybothstraße 65
81545 München-Harlaching
www.kfn-muc.de
Hochwertige, qualitätsgesicherte Komplementärangebote von Schulmedizinern mit zusätzlichen Naturheilausbildungen

Nationale Kontakt- und Informationsstelle zur Anregung und Unterstützung von Selbsthilfegruppen NAKOS der Deutschen Arbeitsgemeinschaft Selbsthilfegruppen e.V.
Wilmersdorfer Straße 39
10627 Berlin
www.nakos.de
Unterstützung bei der Suche/Gründung von Selbsthilfegruppen

ÖSTERREICH
Österreichische Gesellschaft für Rheumatologie und Rehabilitation (ÖGR)
Boerhaavegasse 3/1/2
A–1030 Wien
www.rheumatologie.at

Ärzteportal mit guter, auch englischsprachiger Link-Liste.

Österreichisches Rheuma-Internetforum
www.rheuma-online.at
Über die Stichwortsuche Informationen zum Krankheitsbild Arthrose

Österreichische Rheumaliga
Mahlerstraße 3/2/7
A–1010 Wien
www.rheumaliga.at
»Das« Informationsangebot für Laien und Betroffene in Österreich

SCHWEIZ
Rheumaliga Schweiz
Josefstraße 92
CH–8005 Zürich
www.rheumaliga.ch
Patientenportal mit umfassenden Informationen

Schweizerische Polyarthritiker Vereinigung
Feldeggstraße 69
Postfach 1332
CH–8032 Zürich
www.arthritis.ch
Von Patienten für Patienten – auch mit Arthrose-Informationen

Register

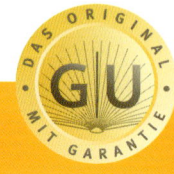

Impressum

Programmleitung:
Ulrich Ehrlenspiel
Redaktion: Corinna Feicht
Lektorat: Margarethe Brunner
Bildredaktion:
Daniela Jelinek
Layout: independent Medien-Design, Claudia Hautkappe
Herstellung: Gloria Pall
Satz: schroeder & partner, München
Repro: Longo AG, Bozen
Druck und Bindung:
Kaufmann, Lahr
ISBN 978-3-8338-1105-0
1. Auflage 2008

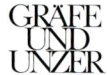

GRÄFE
UND
UNZER

Ein Unternehmen der
GANSKE VERLAGSGRUPPE

Wichtiger Hinweis:

Die Gedanken, Methoden und Anregungen in diesem Buch stellen die Meinung bzw. Erfahrung des Verfassers dar. Sie wurden vom Autor nach bestem Wissen erstellt und mit größtmöglicher Sorgfalt geprüft. Sie bieten jedoch keinen Ersatz für persönlichen kompetenten medizinischen Rat. Jede Leserin, jeder Leser ist für das eigene Tun und Lassen auch weiterhin selbst verantwortlich. Weder Autor noch Verlag können für eventuelle Nachteile oder Schäden, die aus den im Buch gegebenen praktischen Hinweisen resultieren, eine Haftung übernehmen.

Bildnachweis:

Fotos:
Corbis: S. 6, 35; Focus/SPL: S. 2, 37 (li.); Fotofinder: S. 17 (M.), 17 (re.), 26; GU-Archiv: (S. Seckinger) S. 43; Getty: S. 31; Mauritius: S. 17 (li.), 24; Dieter Mayr U1/U4, S. 4 (li. + re.); Science Pictures: S. 37 (re.)

Illustrationen:
Ingrid Schobel, München
S. 8, 9, 12, 19, 20, 38